瞑想を始める人の
小さな本

クヨクヨとイライラが消えていく
「毎日10分」の習慣

パトリツィア・コラード 著

Lurrie Yu 訳

プレジデント社

THE LITTLE BOOK OF MINDFULNESS
By Dr Patrizia Collard
First published in Great Britain by Gaia Books, a
Division of Octopus Publishing Group Ltd, Carmelite House,
50 Victoria Embankment, London EC4Y 0DZ
Text copyright © Patrizia Collard 2014
Design and layout copyright © Octopus Publishing Group
Ltd 2014

The Material in this book was previously published in
Journey into Mindfulness. All rights reserved.
Patrizia Collard asserts the moral right to be identified as the
author of this work.
Japanese translation published by arrangement with
Octopus Publishing Group Ltd. through The English
Agency (Japan) Ltd.

Contents

はじめに
4

第 1 章
今この瞬間を味わう
17

第 2 章
ありのままを受け入れる
29

第 3 章
大切なものと向き合う
41

第 4 章
ありのままの自分でいる
53

第 5 章
大地の恵みを味わう
65

第 6 章
感謝の気持ちと思いやりを持つ
77

第 7 章
マインドフルネスを習慣にする
87

むすびに
95

はじめに

マインドフルネスとは？

　雑念を捨てて今この瞬間をありのままに受け止め、しみじみ味わうこと——これがマインドフルネスです。たとえば、散歩をしているときも「あれもこれもしなくては」などと考えていませんか？ そうではなく、目に飛び込んでくる木々や乗りもの、ちょっとした隙間から顔を出す花々、通りを横切る猫など、どんなささやかなものでも、出合ったものすべてを見過ごさないようにするのです。

　目の前のものに注意を向け、一瞬一瞬(いと)を愛おしんで生きることを心がければ、心の安らぎや生きる喜びがよみがえってきます。そして、折に触れて人生の素晴らしさを実感することでしょう。

　マインドフルネスは心身に癒やしをもたらす手法として注目を集めています。イギリスでは保健省が推奨し、国立臨床評価機構（NICE）の健康づくりのためのガイドラインにも載っています。そんな難

しい話はさておき、多くの人にとってマインドフルネスは、ストレスだらけの日常からしばし自由になるための、お金をかけずに手軽にできる、効果的な方法です。習慣化をとおして心と身体の病気を防ぐ、「暮らしの知恵」でもあります。

マインドフルネスへの取り組み方は、1万本を超える研究論文やネット上の多数の動画によって詳しく紹介されています。活用の場も、子育て教室、心の病の治療、学校教育、生活改善セラピーなど、さまざまです。免疫力の強化にも応用されており、HIV感染、慢性疲労症候群、メニエール病などの治療に一定の成果をあげています。

マインドフルネスにはこんな効果があります。
- 気分が穏やかになり、くつろぎが得られる
- 生きる意欲と力が湧いてくる
- 自信がみなぎり、自分を受け入れることができる
- ストレス、うつ、不安、慢性的な痛み、中毒症状、免疫力低下などが緩和される
- 自分、他人、地球へのいたわりが増す

マインドフルネスのはじまり

　今から30年以上も前のことです。ジョン・カバットジンというアメリカの分子生物学者が瞑想中に、「これを病院での治療に取り入れてはどうだろう」とひらめきました。こうして彼は、1979年に研究の道に別れを告げ、マサチューセッツ大学病院にストレス緩和クリニックを開設しました。カバットジンは、禅やヨガを学んだ経験もある人で、瞑想を日課にしています。

　1990年代初めになると、瞑想術から発展したマインドフルネスがテレビ番組でも紹介され、これをきっかけに、大勢の人々が「マインドフルネスというもの」に関心を

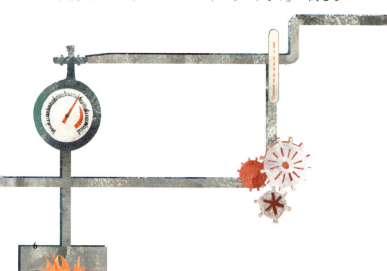

持つようになりました。同じころ、カバットジンの著書『マインドフルネス ストレス低減法』(邦訳・北大路書房) も世に出ました。この本の原題、*Full Catastrophe Living*

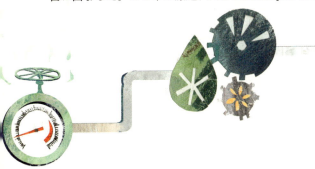

(何もかもめちゃくちゃな生活) は、映画『その男ゾルバ』の登場人物、アンソニー・クイン扮するアレクシス・ゾルバの言葉にちなんでいます。「俺は男だ。男ってのはバカなのさ。だから結婚なんかしたんだ。かみさん、子どもたち、家……もう、何もかもめちゃくちゃさ!」

その10年後、カナダとイギリスの心理療法士が、心の不調や病気の改善にもマインドフルネスが役立ちそうだと気づきました。瞑想という太古からの知恵と認知療法が結びついて、うつ状態の再発を防ぐ手立てになったのです。彼らの著書、『マインドフルネス認知療法』(Z・V・シーガル、J・M・G・ウィリアムズ、J・D・ティーズディール著、

はじめに　7

邦訳・北大路書房)は、このテーマを扱った初めての本でした。

今日、マインドフルネスを用いた認知療法(MBCT)やストレス低減法(MBSR)は、不安神経症、ストレス、燃え尽き症候群、トラウマ、慢性痛、一部のがん、乾癬、摂食障害、中毒症状、強迫神経症など、さまざまな病気の治療に用いられています。

昼休みを使ったマインドフルネス教室

わたしは以前、大学の職員にマインドフルネスの手ほどきをしていました。教員、専門スタッフ、事務職員を対象に週１回、昼休みを使って「心の眼を開くレッスン」をおこなったのです。ワークライフバランスの向上を目的としたそのレッスンは、定期的に五感すべてを研ぎ澄まし、今この瞬間をありのままに受け止めるという内容でした。やることはきわめて簡単ですが、効果を感じてもらうために習慣化を徹底するように指導していました。

週１回の短いレッスンでしたが、参加者は確かな

手ごたえを感じていました。レッスンでは「あの人のようになりたい、という考えは捨てて本当の自分に目覚めよう」という方針をとっていました。そう、わたしたちは一人ひとり違う特別な存在なのです。

　年の瀬を控えた慌ただしい時期だったにもかかわらず、このレッスンによって参加者の緊張がほぐれていき、以前よりも温かい気持ちで互いに言葉をかけ、支え合うようになりました。そして、一人ひとりが以前よりも前向きになり、人生は新たな出会いの連続だということを悟ったのです。

マインドフルネスは
新たな自分への扉です。
人生を味わい、仕事とプライベートを
よりよく調和させるための、
かつてなかった方法を試してみましょう。

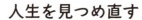

人生を見つめ直す

　マインドフルネスは、万病にじかに効くというよりむしろ、いやな症状や不安の受け止め方を変える役割を果たします。マインドフルネスを身に付けると、状況に流され、もがき苦しむだけの状態に別れを告げて、「出会いに満ちた人生」を取り戻す可能性が開けてきます。ひたすら痛みを気にするのではなく、うまくやり過ごす方法を身に付けるのです。耳を澄まして自分の息づかいやあたりの物音に注意を集中すると、しだいに体の痛みが遠のき、やがては意識から消えていくでしょう。

　最近では、マインドフルネスを実践すると、体や心の不調が消えるだけでなく、子どものような好奇心を取り戻せると考えられています。小さいころに味わった大いなる自然への感動もよみがえるでしょう。草の葉っぱ、空に浮かぶ雲、ほっぺが落ちそうなイチゴの味、大好きな友だちが近くにいるという幸せ。

「何気ない一瞬にこそ、人生の醍醐味が宿っている」という気づきは不意に訪れます。このような歓喜は、ただ何となく生きるのではなく、人生を見つめ直してじっくり味わうきっかけになります。

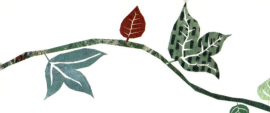

お茶を飲むときはただお茶を飲み、
歩くときはただ歩くがよい
——禅の教え

世界一幸せな人の脳

　マインドフルネスを習慣にすると、身体だけでなく、脳の奥深くにまで変化が生まれます。「地球上で最も幸せな人物」といわれるマチウ・リカールという人がいます。仏僧にして生物学博士、そして瞑想の修行を積んできたリカールは、脳内の感情をつかさどる扁桃体が平均よりはるかに小さく、fMRI（機能的磁気共鳴画像検査）という脳の検査を何時間も受けることができます。検査のあいだ、長い瞑想を３回もおこない、終了後は「心地よい静養になった」と語ったといいます。扁桃体が小さいため、まわりが騒がしくても動じることがありません。「泰然自若」を絵に描いたような人物なのですが、道路を渡るときは左右をよく確かめるのを忘れないそうです。

惜しみない感謝を

　わたしたちが人生の素晴らしさに目覚めると、自分でも知らないうちに感謝の念や思いやりが芽生えることが、脳科学的にも証明されています。「自分は恵まれている」ということに気づくと、そのありがたみを実感します。すると他人へのやさしさが芽生え、お互いにとって望ましい人間関係を取り戻すことができます。さらに、前向きな考え方、感じ方を大切にするようになり、恐怖や不安を追い出すことができます。実際のところ、日常の何気ない行動すべてが、そうした気づきをもたらす日々の瞑想の入り口となります。それによって肩の力を抜き、人生を味わうきっかけが得られます。そう、瞑想とは本来素朴きわまりないもの。それをわざわざ学び直さなくてはならないなんて、何だかおかしな気もします。

　空を見上げて雲の動きを追っていた幼いころを思い出しさえすれば、それでよいのです。何にも束縛されていなかったあのころを。時間の意識もなく、無為に過ごしているというやましさもなかったあのころを。

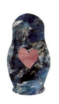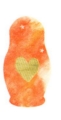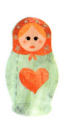

さあ始めましょう

　この小さな本をとおして、わたしと一緒に、子どものころに返ったように人生を楽しみ、一瞬一瞬の輝きを味わいましょう。おいしいイチゴをほおばり、ラベンダーのよい香りにうっとりし、愛する人にそっと触れる……そんな瞬間の素晴らしさを、思い出してほしいのです。

　もちろん、生きていれば楽しいことばかりではありません。マインドフルネスを実践すると、わたしたちは人生の苦い面にも敏感になります。それはよいことでもあるのです。腐りかけたサンドイッチ、とんでもないパートナー、好ましくない仕事……そんなものから自分を守れるようになるからです。1日にほんの数分間だけでも、時間に追い立てられるのをやめてみましょう。そうすれば、いっそう素晴らしい人生と、より健やかな身体と心が手に入るでしょう。

瞑想とエクササイズのヒント

- 椅子に座ってするエクササイズには、座り心地がよく、背中をしっかり支えてくれる、背もたれがまっすぐの椅子がお薦めです。ゆったりした服を着ましょう。寒くないようにショールか毛布を用意しておくとよいかもしれません。瞑想していると緊張がほぐれ、眠りにつく前と同じように体温が少しだけ下がることが多いのです。

- 座るときは、コチコチに固まるのでも、前かがみになるのでもなく、すっとした品のよい姿勢を心がけましょう。正しい座り方をすると感覚が研ぎ澄まされ、温度、音、自分の呼吸など、あらゆる刺激に気づきやすくなります。そして、意識がそこにとどまり続けるため、心がさまよって次々と不安に襲われるような状態にならずにすみます。

- この本で紹介するエクササイズを行う前には、心の準備に少しだけ時間をかけるのを忘れずに。「こ

のエクササイズを続けるとなんだかよさそう」と
感じたら、ぜひ毎日続けてください。

● 体をうまく動かせないときは、無理をせずに楽な
姿勢で座り、頭の中で動きをなぞるとよいでしょ
う。痛みを引き起こすような動きは決してしないで
ください。過ぎたるはなお及ばざるがごとし、です。

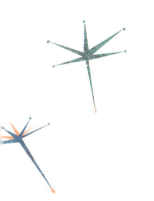
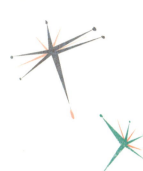

第 **1** 章

今この瞬間を味わう

悩みや不安を忘れて
すべてを新鮮な目で見ると、
人生を満喫できます

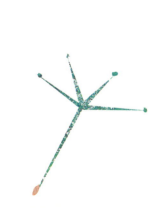
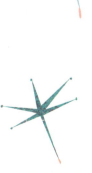

5分間エクササイズ

いちばんシンプルな瞑想

　これからご紹介するのは、「人生にはこんな一面もあったのだ」という気づきを得るための練習です。1枚の葉っぱ、石ころ、花、草木……何でもかまいません。何かひとつのものを、じっと眺めてみましょう。あるいは、お気に入りの家具や絵や壺などを思い浮かべてみてください。これはどうやってつくられたのだろう、どれだけの人の手が加わっているのだろう……。

　こんなふうに想像を膨らませてみましょう。

　ごく簡単な瞑想の習慣でも、脳の機能を変化させ、長寿をもたらすことが最近の研究からわかっています。感受性が豊かにな

り、幸福感が高まるといった効果も明らかになっています。瞑想をすると意識や心だけでなく身体も変わります。わたしたちの寿命を決めるテロメアという染色体の末端部分が守られるということもわかっています。つまり、老化の進行がゆるやかになるのです。

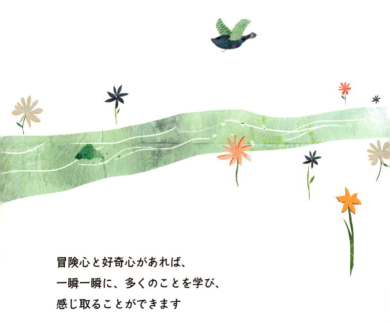

冒険心と好奇心があれば、
一瞬一瞬に、多くのことを学び、
感じ取ることができます

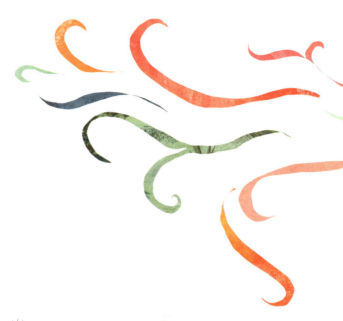

5分間エクササイズ

深い呼吸をしましょう

　思いきり息を吸って吐く。これは眠気を吹き飛ばして気力を高める、とても大事な練習です。これをやると、気持ちが落ち着き、自信を持って1日が過ごせるでしょう。椅子や床に座ったままでもできます。

- まずは山のポーズをします（26ページ参照）。両脚を腰幅に開いて、背筋を伸ばしましょう。腕は体側につけ、親指が外側になるように手のひらを前に向けます。

- 息を吸いながらゆっくりと腕を上げていき、頭上で両手を合わせます。そして、今度はゆっくり息を吐きながら、腕を元の位置まで下ろしていきます。深く長い呼吸を心がけましょう。腕を下ろした後は必ず一呼吸置きます。

＊以上の動作を5〜8回繰り返しましょう。

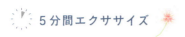 5分間エクササイズ

耳を澄ましてみましょう

　マインドフルネスの目的は、人生をありのままに受け止めることです。思い悩むことなく、穏やかな気持ちで今この瞬間と向き合うためには、意識を何かに集中する必要があります。

　ここでは音に意識を集中しましょう。理屈や判断を抜きにして、子どものころのような好奇心で一瞬一瞬を心に焼き付けます。まずは5分間から始めましょう。慣れてきたら時間を延ばしてください。

　はじめに、家の中、あるいは庭など、静かな場所を見つけてください。

- 椅子に座り、そっと目を閉じるか、少し伏し目にします。

- 近くの音や遠くの音が意識の中に入り込み、まるで雲が流れていくように消えていくのを感じましょう。何の音かは忘れましょう。なぜなら、「自動車の音だ」「あ、鳥の鳴き声」というふうに音にラベル付けをすると、た

ちどころにさまざまな考えが湧いてきて、感情をつかさどる右脳ではなく、思考をつかさどる左脳が活性化してしまうのです。音色だけに集中しましょう。

- しだいに聴覚が研ぎ澄まされ、そのうち何も考えないでいられるようになるでしょう。ただ、脳が勝手に考えてしまうこともあります。そんなときは、イライラしたり慌てたりせずに、音を感じ取ることだけに意識を戻しましょう。集中あるのみ！

- 音に意識を集中して2〜3分経つと、時間の感覚がなくなり、呼吸が長く深くなっていることに気づくでしょう。でも、そうでなくても大丈夫です。「ただ座っているだけ」のように思えても一向に差し支えありません。こうした練習の効果はその時々で異なります。人によってもまちまちです。上手にできたかどうか評価をする必要はないのです。

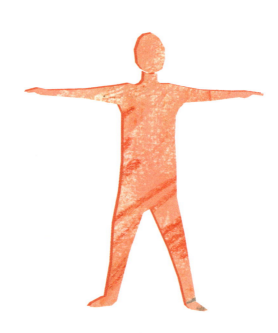

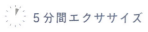 5分間エクササイズ

自信がみなぎるヒトデのポーズ

　このポーズをとると、世界の中心にいるように感じます。背骨やおへそのあたりから腕、手の指先へ、エネルギーと自信が伝わっていくのを感じましょう。脚、背中、肩、腕の筋肉を鍛える効果もあります。

- まず、山のポーズ (26ページ参照) をして、腕を体側につけます。

- つま先とかかとを交互に動かして両脚を開いていき、幅が50センチくらいになったら脚を平行にします。背筋を伸ばし、骨盤底筋を引き締めたり緩めたりします。息を吸って止め、気持ちが落ち着くのを待ちましょう。

- 息を吸いながら両腕を水平になるまで上げていき、手のひらを下に向けます。背筋を伸ばしたまま左右の坐骨をギュッと絞って、尾骨を押し下げます。肩の力を抜いて、腕を体側にたらします。そのまま3〜5回ほど呼吸をしましょう。

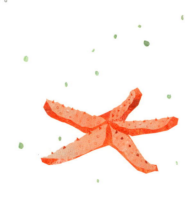

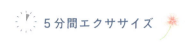 5分間エクササイズ

活力が湧く山のポーズ

　今度は、簡単なヨガのポーズで山のような強さを身に付けましょう。大地とのつながりを感じると心身が充実します。脚を強くし、姿勢もよくなります。ポーズをとるかわりに山の姿を思い浮かべて、「わたしは山と同じように強く穏やかな存在だ」と自分に言い聞かせるのもよいでしょう。

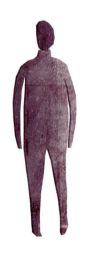

- 両脚を腰幅に開いて立ち、腕を体側に下ろします。手のひらを内側に向けて、そっと腿(もも)に触れましょう。

- 何回か息を吸って吐くことを繰り返し、呼吸に意識を向けます。息を吐きながら、骨盤底筋を引き締めて上方に持ち上げます。これを、お尻をキュッと締め、左右の坐骨を近づけるようなつもりでおこなってください。背骨を下から支えているような感覚です。一定のペースで呼吸を続けましょう。息を吐くときは、お腹全体を背骨のほうに引き込みながら、背骨を上へと伸ばします。

- 背筋と頭をまっすぐにして立ち、胸全体を空気で満たすようなつもりで深く大きく息を吸い込みます。吐くときは、肩を上げてから下げ、背中から肩にかけての緊張をほぐしましょう。

- 息を吸うたびに、背骨全体が持ち上がるのを感じてください。息を吐くときは、おへそをそっと背骨に引き寄せ、背中の下から腰にかけての部分が何かに支えられているような感覚を味わいましょう。

第1章　今この瞬間を味わう

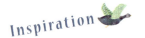
Inspiration

ささやかなことを大切にすべき理由

　あなたが日課としておこなうエクササイズはすべて、「意識を呼びさます鐘」の役割を果たします。ただ何となく日々を過ごす状態から抜け出して、毎日の日課をまるで初めての経験であるかのように満喫しましょう。ささやかなことをも、五感でしっかり受け止めるのです。たとえば、

　歯みがき
　着替え
　人との会話
　食事
　車の運転

などもじっくり味わいながらおこなってみてください。そんな呑気なことをしていたら、仕事や家事が片づかなくなってしまう？　そうかもしれません。でも、感性を磨くと日常生活に今までになかったような喜びを見出し、たとえ急いでいてもそれを味わうことができるようになるでしょう。つまり、いつも「今」に集中しながら人生を送れるということです。

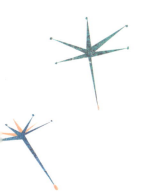
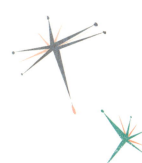

第 2 章

ありのままを受け入れる

簡単なマインドフルネスを実践するだけで、
心と体が楽になり、
肩の荷が軽くなって平穏と安らぎが
少しずつ戻ってきます

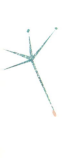
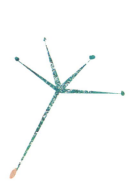
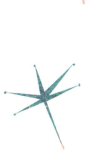

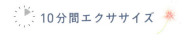10分間エクササイズ

意識して呼吸しましょう

　落ち着ける場所を見つけてください。椅子や床に座るか、壁に寄りかかって背中を支えます。体が冷えないように、ショールか毛布を巻くとよいでしょう。キャンドルを灯してもよいかもしれません。

- 体が床や椅子に接するときの感触に意識を集中してください。その感触を探りましょう。体が発する合図を感じ取り、自然な呼吸に身をゆだねます。

- 息を吸って吐くのに合わせて、胸とお腹がゆっくり膨らんでは縮みます。その様子に意識を向けましょう。

- 息を吸って吐く動作から意識を逸らさないでください。息を吐き終わった後、少し間が空くことに気づきましょう。「呼吸には1回ごとに生命が宿っている」ことを感じてください。

呼吸に気を配るのは野生の馬を手なずけるようなものです。やさしく接して、やる気を失わせないようにしつつ、穏やかな振る舞いを身に付けさせることです。

- 考えごと、夢、計画、思い出などがふと頭をよぎり、呼吸から注意が逸れたとしても、だいじょうぶです。気が散った原因に気づいたら、お腹に意識を戻して呼吸を感じましょう。

- 呼吸から意識を逸らさないことも大切ですが、気が散っている自分に気づいて、集中力を取り戻すことも同じくらい大切です。意識的に生きている人だけが、日頃いかに落ち着きを失っているかに気づくのです。

- 練習が終わったら、キャンドルの火を消しましょう。

ヒント ▶ 時間帯を変えてこの練習をおこなってみましょう。とくにやりやすい時間帯が見つかるかもしれません。

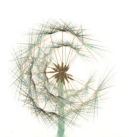

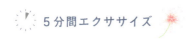

5分間エクササイズ

緊張がほぐれるロールダウン

　ロールダウンと呼ばれる動作で筋肉を伸ばし、緊張をほぐしましょう。背骨がしなやかになり、背中の筋肉と膝が伸び、お腹をへこませる効果もあります。

気持ちが穏やかになるのを感じましょう

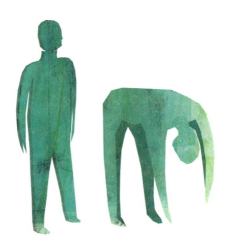

- まず、腕を体側にたらし、山のポーズ（26ページ参照）をします。

- 背筋を伸ばした状態で深く呼吸をしながらあごを引き、大きなボールを転がすように前かがみになります。体のバランスをとりながら、手を腿に沿って上から下へと滑らせていきます。心地よい伸びを感じたら、そこで手を止めて、膝を曲げましょう。お腹を心持ち引っ込めます。

- そのままの姿勢で何回か深呼吸をしてから、少しずつ体を起こし始めます。息を吐きながら左右の坐骨を引き寄せ、お腹を引っ込めたら、ゆっくりと深く息を吸って吐きます。頭を下げたまま手を脚に添えて、上体を起こしながら背骨を徐々にまっすぐにしていきます。最後に頭を起こし、肩を後ろに引いてから下ろします。背筋を伸ばしてしっかり立ちましょう。

❶ **注意** 椎間板に問題がある人はやらないでください。

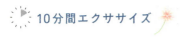 10分間エクササイズ

怒りと向き合いましょう

　静かな場所を見つけて楽な姿勢で座ります。寒いときは毛布にくるまり、気が向いたらキャンドルを灯してもよいでしょう。

- 足で床を踏みしめ、お尻と腰にしっかり上体を預けて、手は膝の上にのせます。顔の筋肉を緩めましょう。

- 自分の息づかいを感じて、呼吸を肺の自律的な働きに任せます。座ったまま、体内に入ってきた呼気を味わい、それが出ていく様子を観察してください。

- 準備が整ったら、怒りを呼び起こしましょう。言葉が次々と口を突いて出るかもしれませんし、フツフツと感情が湧き上がってくることもあるでしょう。その怒りに色や輪郭や形があるように感じるかもしれません。怒りの対象について考えているうちに、普段よりも頭に血が上ったように感じるかもしれません。よくあることです。

- 次に、湧き上がってきた怒りに対して、頭の中でこんなふうに語りかけてみましょう。「あなたを深く知りたいと思います。感じ取りたいのです。ただここに座って見ていますから、すべてを見せてください。妙に反応したり、今までのように押さえつけたり抵抗したりしませんから」

- 呼吸に意識を集中し、怒りと一緒に踊るようなつもりで呼吸のリズムに乗りましょう。

- これをしばらく続け、怒りに寄り添う状態を体験してください。不快な感情もやがて消えていきます。怒りが収まったと感じたら、練習は終わりです。

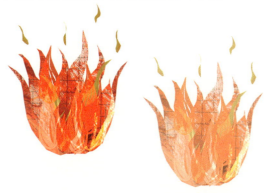

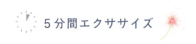

5分間エクササイズ

猫のポーズを6回

　心にわだかまりがあると、体もこわばります。猫のポーズをすると、精神の緊張や背中、背骨、肩、首の凝りがほぐれ、澄み渡った穏やかな気分に戻ることができます。

- ヨガマットの上に手と膝をついて、肩の真下に手首が、お尻の下に膝が来るようにして、四つん這いになります。

- 頭の先から尾骨までまっすぐにして、背骨を伸ばします。息を吸ってお腹を膨らませ、次に、息を吐きながらお腹をへこませます。これを3回繰り返しましょう。息を吐くときは、お腹をへこますのを忘れずに。

- 息を吐いてお腹をへこませ、尾骨をお尻の下にしまい込むようにし、あごは胸に近づけて、ビーチボールを抱え込むように、背中を丸めます。このポーズができたら息を吸って吐きましょう。

- 今度は息を吸って、さきほどとは逆の動きをします。

ゆっくりとお腹を床に近づけていき、丸めていた背中をまっすぐにしましょう。息を吐きながら、胸と胸骨を前上にせり出すようにして上を向きます。腕をしっかりついたまま、肩甲骨を後ろ下に引いていきます。

＊一連の動きを6回繰り返しましょう。

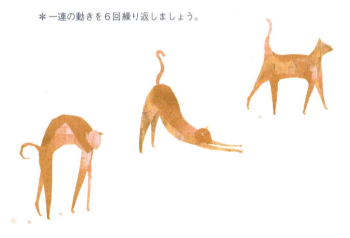

ヒント ▶ 膝を痛めないように、下にクッションを敷きましょう。手首がぐらつくようなら、マットの端を巻き上げてその上に手首をのせておこなってください。

❗注意　腰から背中にかけて、あるいは首に痛みや違和感がある場合は、小さな動きから始めて徐々に動きを大きくしていくとよいでしょう。

第2章　ありのままを受け入れる

10分間エクササイズ

小石を使った瞑想

　小石を思い浮かべてみてください。小石をそっと水の中に放り投げてみましょう。山や川などに行ったときには、本物の小石を拾ってやってみましょう。そして自分の心の動きを感じてください。

- 床か椅子に楽な姿勢で座り、美しい池のほとりにいる自分を想像します。太陽が燦々と輝き、光が水面に反射しています。スイレンのまわりを青や緑のトンボが飛んでいます。カエルの鳴き声も聞こえてきそうです。美しく輝く池を思い浮かべて、何が見えるか、どんな音が聞こえるか、想像の翼を広げてください。

- 今度は、平べったい小石を拾って池に投げ入れ、それが沈んでいく様子を眺める自分を想像してみましょう。どの

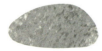

ような感情が湧いてきますか。小石はさらに深く沈んでいきます。あなたの感覚、目に浮かぶ光景、気持ちの変化を感じてください。

- 小石は池の底に沈みました。その様子も目に浮かぶかもしれません。さあ、今あなたは何を感じ、考えていますか。耳を傾けたり、注意を払ったりすべき、内なるメッセージは湧き上がってきますか。

- しばらくそのままの状態で座り、一瞬一瞬を愛おしむようにして呼吸し、今このときに意識を集中しましょう。

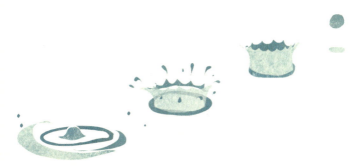

Inspiration

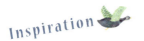

ゲストハウス

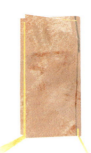

人はゲストハウスのようなもの
毎朝、未知の来客がある

楽しみ、苦しみ、意地悪、発見……
そんな予期せぬ来客がある

すべての来客を歓迎し、楽しませよう！
たとえ不幸が訪れて、有無を言わせず
家中の家具を持って行ってしまっても、
一人ひとりに丁重に接しよう
うれしい出来事の前触れかもしれないから

邪念、羞恥、悪意も笑顔で迎え、
招き入れよう

すべての来客に感謝しよう
彼らは遠方から来た人生の案内人なのだから

ジャラール・ウッディーン・ルーミー（1207-1273）
コールマン・バークスによる英訳からの重訳

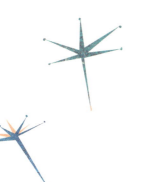
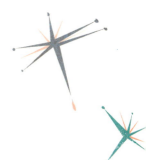

第 **3** 章

大切なものと向き合う

忙しさに気をとられて
やるべきことを後回しにしていると、
自分の人生というとても大切なものと
じっくり向き合うことができません。
マインドフルネスを実践すると
生きている実感を取り戻し、
今この瞬間にやるべきことや感じるべきことに
対処できるようになります。

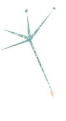
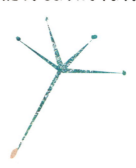
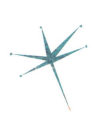

10分間エクササイズ

心ゆくまで散歩を楽しむ

　散歩は古代から「歩く瞑想」とも表現されてきました。行く先を気にせず、あてどなく歩を進める醍醐味を味わってみてください。遠くに行かなくてもいいのです。安全な場所ならどこでもできます。10歩分の広さがあれば十分、自分の家の庭でもいいのです。

　最初は10分ほどおこなって、気分しだいで少しずつ時間を延ばしていきましょう。

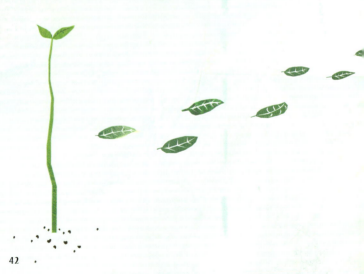

- まず、大地とのつながりを実感できる姿勢をとります。両脚を腰幅に開いて、地面をしっかり踏みしめます。まっすぐ前を向いて大きく目を見開き、これから歩こうとしている場所を確かめましょう。

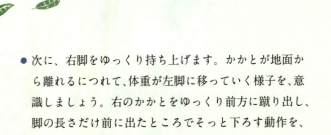

- 次に、右脚をゆっくり持ち上げます。かかとが地面から離れるにつれて、体重が左脚に移っていく様子を、意識しましょう。右のかかとをゆっくり前方に蹴り出し、脚の長さだけ前に出たところでそっと下ろす動作を、意識的におこなってください。右脚が着地すると同時に、今度は左のかかとが地面を離れ、右脚に体重がかかっていきます。

第3章　大切なものと向き合う

- 普段よりゆっくりした動きをすると、少しふらつくように感じるかもしれません。そんなときは、砂浜での散歩を思い浮かべて、足跡が残るような歩き方を心がけるとよいでしょう。片脚を上げて、もう一方の脚に重心を移したら、脚を下ろすという動作をひたすら繰り返し、重心が左から右、右から左へと交互に移動する様子に神経を集中してください。

- 10歩進んだら、ゆっくりと回れ右をします。腰をそっと回していき、最初と同じく地に足をしっかり着けてから、歩き始めます。

- 回数を重ねるごとに大地とのつながりを強く感じるようになり、不安が消えていくでしょう。子どものように素直に、何か楽しいことを見つけるような、わくわくした気分でやってみてください。不思議なことに、体が自然と動くようになるはずです。

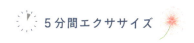

5分間エクササイズ

10歩ずつ歩いてみる

　わたしの友人のトムは、歩くことで仕事のストレスを解消しています。彼が考え出したやり方は次のようなものです。

　歩く場所は、仕事部屋です。トムの仕事部屋はちょうど10歩分の広さ。両端には、美しい緑が見える素敵な窓と、お気に入りの町のポスターを貼った壁があります。10歩進むあいだに気が散ると、木々の緑やポスターが「今この瞬間に集中しなさい」とささやきかけてきます。トムは1歩ごとに、「脚を上げ、重心が移動したら下ろす」と心の中でつぶやきながら、かかとから脚を上げ、前方へ動かし、床に着けます。足の裏に神経を集中し、身体の動かし方を頭の中で反芻すると、気が散ることを防げます。こうして、心に不安を呼び起こすような日常の雑事が忘れられるのです。

第3章　大切なものと向き合う

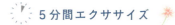 5分間エクササイズ

呼吸を意識する

呼吸を意識すると
驚くほど気分が変わります

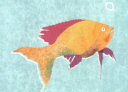

呼吸は活力の源です。呼吸がきちんとできないと、活力が衰えてしまいます。落ち込んでイライラ、ウジウジしていると、呼吸が浅くなりがちです。ここでは上手に呼吸できるようになるためのコツをご紹介しましょう。

　まず、呼吸のメカニズムです。深く呼吸をすると肺が膨らみます。肺に空気がいっぱいになったという合図が心臓に届くと、拍動がゆるやかになります。

● あなたはどんな呼吸をしていますか？　浅い呼吸ですか？　深い呼吸ですか？　ゆっくりした呼吸ですか？　速い呼吸ですか？　穏やかな呼吸ですか？　荒い呼吸ですか？　整った呼吸ですか？　乱れた呼吸ですか？　呼吸をするときは、力みますか？　リラックスしていますか？　このように呼吸に関心を向けてみると、自分がどのような状態にあるのかがよくわかります。

● 現状を知っておくと、変化にも気づきやすいでしょう。折に触れて自分の呼吸に注意を向けると、活力が湧いてきて、生きる喜びや情熱を取り戻すことができるはずです。

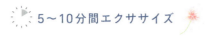 5〜10分間エクササイズ

ゆっくりと胸を広げましょう

　気分が沈んだとき、わたしたちは胎児のように丸まった姿勢になってしまいがちです。縮こまった体をやさしく伸ばすための方法をご紹介します。

- まず、バスタオルを丸めて、ヨガマットの上にタテにして置きます。マットの端に腰を下ろし、体を両腕で支えながら仰向けになり、尾骨から頭の先までがバスタオル全体にのるようにします（ヨガマットのかわりに毛布を使ってもよいでしょう）。

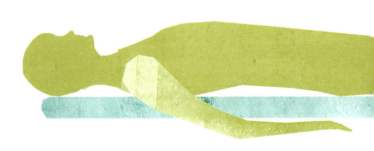

- 腕は体の横に置くか、体がT字型になるように左右に開きましょう。脚は曲げても伸ばしてもよいですが、少し開き気味にして力を抜いてください。必要であれば頭の下に枕を、足裏の下に丸めた毛布を置いて支えにしましょう。

- この姿勢をとると胸が開き、呼吸が深くなります。5～15分ほどそのままの状態を保ちましょう。

- 締めくくりに、横向きになってタオルを抜きます。もう一度、タオルなしで仰向けに横たわり、背中と胸の感覚を探りましょう。前よりも背中が広く、胸が伸びやかに広がったように感じるでしょう。

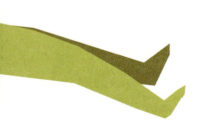

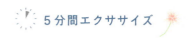 5分間エクササイズ

膝を抱えると不安が消えます

これは不安解消に効き目のある練習です。また、「抱え込む」という体勢をとると、ひとつのことに意識を集中しやすくなります。

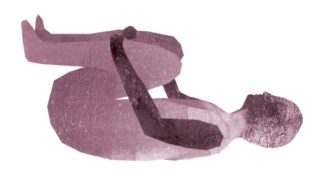

膝を抱えながら呼吸のペースを整え、
落ち着きや安心を得ましょう

- ヨガマットか毛布の上に楽な姿勢で仰向けになります。首の支えが必要なら、枕か丸めたタオルを敷きましょう。

- 脚を片方ずつ曲げてそっと抱え、胸に近づけていきます。このとき脚を無理に引っ張らないように注意してください。背骨を床に押し付けるようなつもりで、肩が持ち上がらないように気をつけながら、背筋を伸ばしましょう。脚を抱えるのが辛い場合は、膝の裏側をつかみます。このとき呼吸に注意を払ってください。心地よさが感じられるあいだはずっとこの姿勢を保ちましょう。

- 抱えていた膝をそっと離し、楽な姿勢で練習を終えます。

Inspiration

いざない

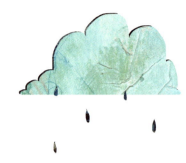

　もし不安が忍び寄ってきて、あなたのやることなすことすべてに影を落としたとしても、どうかあまり悩まないでください。人生はあなたを見捨てたりしません。人生はしっかりとあなたの手を握り、離しません。なぜ、人生から不安を追い出そうとするのでしょう。その不安は、この先あなたが望んでいた変化をもたらすきっかけとなるかもしれないのです。たとえ今はわからなくても。

ライナー・マリア・リルケ『若き詩人への手紙』から抜粋

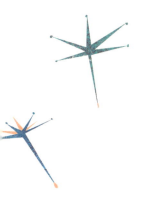
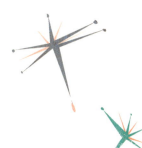

第 **4** 章

ありのままの自分でいる

何かを「やる」モードから、
ありのままで「いる」モードに変わると、
不安が薄れ、今この瞬間を
深く味わうことができるようになります。
気分が穏やかになると、
ものごとをありのままに
受け入れることができるのです。

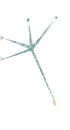
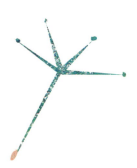
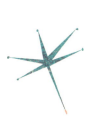

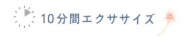

自分の体をすみずみまで知りましょう

　自分の身体とよい関係を築くために、体の各部と対話をする練習です。わたしたちはともすると肉体を不完全なものだと考えがちですが、人間にとって自分の体は「家」のようなもの。その家を好きになって、すみずみまで活用できるようになりましょう。

● 気持ちを楽にして、マット、絨毯、床、ベッドなどの上に仰向けになります。体に毛布をかけ、軽く目を閉じましょう。

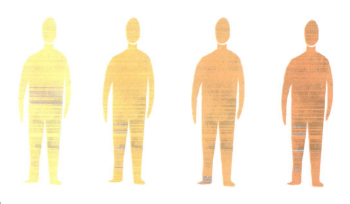

- 少しのあいだ、呼吸による胸部の動きや体の状態を感じ取るよう努めてください。しばらくしたら、体が発する合図を探り、床やベッドに接している部分に触れてみてください。息を吐くたびに、マットやベッドに体を少しずつ沈めていくようなつもりで、気分をほぐしていきましょう。

- 下腹部に神経を集中して、息を吐いたり吸ったりしたときの変化を感じ取ります。お腹の上に手をのせて、呼吸の様子を体感するとよいでしょう。浅い呼吸、深い呼吸、息を吸ってから吐くまでの短い「間」。そんなことを感じてみてください。

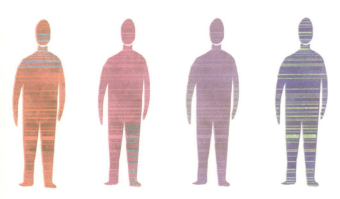

- 意識をゆっくりと左脚の付け根から足先へと移していきましょう。左足の親指、小指、ほかの3本の指、そして足の裏を、順番に意識しましょう。今度は脚の付け根に向かって、ふくらはぎ、すね、膝、腿、というふうに、各部を順番に意識してください。

- 気持ちを楽にして息を吸い、鼻孔から肺、さらにはお腹、左脚の付け根から足の裏へと呼気が伝わっていく様子を感じましょう。次に、息を吐くにつれて、今度は呼気が足の裏から付け根のほうへ、そしてお腹から胸へと吸い上げられるようにして、やがては鼻から外へ出ていく様子を想像してください。息を吐くたびに、あらゆる緊張や不快感を追い出しましょう。これを何回か繰り返します。

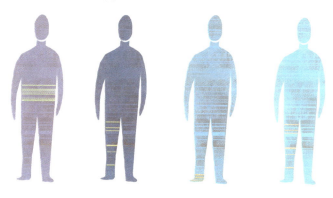

- 自分の体の様子を楽しみながら観察し、ほかの部分についても同じようにしてみてください。ある部位の状態を確かめ終わったら、息を吸ってそこに生気を送り込み、次に息を吐いて別の部位に意識を振り向けましょう。

- 体のどこかに緊張や強いこわばりなどを感じたら、そこに生気を送り込むようなつもりで息を吸いましょう。息を吐くときは、その緊張やこわばりを取り除くことを、できるかぎり意識してください。

- こうして体の各部と「対話」をした後は、数分間、全身を意識して、呼気が自由に体の中に入っては出ていく様子を感じ取りましょう。

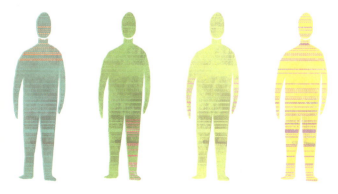

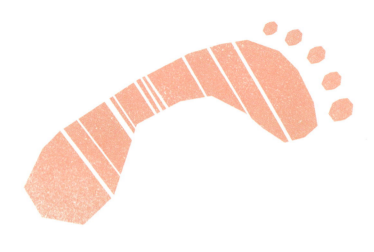

▶ 10分間エクササイズ

足に神経を集中してみましょう

　頭を使うと、攻撃的なことを考えてしまいがちです。そこで、理性をできるかぎり遠ざけて感性を研ぎ澄ませ、自分の内なる宇宙とつながることを目指しましょう。まぶたを軽く閉じたまま、足に神経を集中してください。座っておこなっても、立っておこなってもかまいません。

- 左足を意識してください。全神経を集中して、ゆっくりと、足のすみずみを順番に「探訪」して、愛しみましょう。
  たとえばこんなふうにつぶやきながら——
  「これはわたしの左足。親指、小指、そのあいだにある3本の指、そして指と指のあいだ……感覚をそのすみずみまで行きわたらせてみよう」
  「指先から爪、そしてかかとのほうへ意識を向けてみよう。それから、足の甲をとおって足の表全体を感じ、さらには足の裏全体の感触を感じてみよう」

- こんなふうに数分をかけて自分の足を探訪すると、怒りや不安などの原因から意識が逸れていきます。そうなればしめたもの。あとはゆっくり部屋の中を歩いてみたり、音楽をかけて瞑想をしたり、外に出て散歩を心ゆくまで楽しんだりしてください。そうすることでさらに気持ちが鎮まるでしょう。

5分間エクササイズ

体調がすぐれないときのために

　ベッドに横たわったまま呼吸と体の動きを連動させることにより、ゆっくりと活力を取り戻す練習です。余裕があれば、その後起き上がって、浴室に行く、着替えをする、お茶をいれる、といったちょっとした用事をいくつかまとめて、意識的にこなすことにつなげてみてください。

- 仰向けになって両脚を伸ばし、気持ちを落ち着かせましょう。

- 息を吸って、両方のつま先を左右に開きます。次に、息を吐きながら、つま先を元のように閉じます（足がつらないようにそっとした動きを心がけてください）。

- 今度は、息を吸いながらつま先をゆっくり前方に倒していき、倒しきったら、息を吐きながら元のように起こします。

- 足首を右回り、左回りに回します。

- 片方の脚を持ち上げて膝を90度に曲げ、膝下が水平に

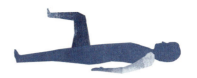

なるようにします。息を吸いながら曲げていた膝を伸ばし、脚を天井に向けてまっすぐ伸ばします。息を吐きながら、膝を曲げて直角の状態に戻します。これを6〜9回繰り返したら、同じ動作をもう一方の脚でおこないましょう。

● 今度は、片脚ずつ下ろしていき、ベッドの上、お尻のそばに、腰幅に開いてのせます。息を吸いながら膝を左右に開いてベッドにつけ、息を吐きながら元に戻します。

● 両腕をVまたはTの字型に開きます。息を吐いて、両膝を右側に倒しましょう。これに合わせて、お尻、骨盤、腰、背骨も右のほうに向けていきましょう。頭はまっすぐか、心持ち左に向けます。そのままの状態で息を吸い込みます。息を吐き始めたら、背中、骨盤、腰、膝を最初の位置に戻します。左右を入れ替えて同じ動作をします。

● 以上の練習を、心ゆくまで繰り返してください。ただし、無理は禁物です。

第4章　ありのままの自分でいる

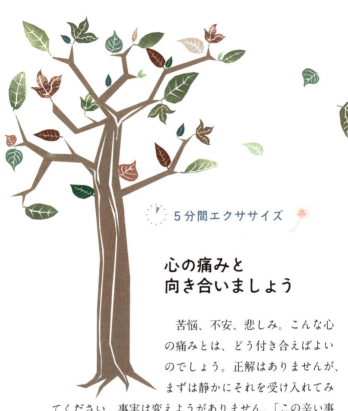

5分間エクササイズ

心の痛みと向き合いましょう

　苦悩、不安、悲しみ。こんな心の痛みとは、どう付き合えばよいのでしょう。正解はありませんが、まずは静かにそれを受け入れてみてください。事実は変えようがありません。「この辛い事実が消えてなくなればいい」「時間を早送りできたら」などとあがいても、どうにもならないのです。苦悩、不安、悲しみを受け入れる練習は、マインドフルネスの基本中の基本ですが、どんな問題にも安易な解決法を求める最近の風潮の下では、これはとりわけ難しいことなのです。

● 楽な姿勢で座りましょう。足を床にしっかり着け、背中から首まで一直線になるように伸ばし、手は膝の上にのせます。

● 呼吸に意識を集中しましょう。息を吸うときはゆっくりと時間をかけて、体内にできるかぎり多くの生気を呼び込みましょう。とはいえ、むやみに力んだりせずに、体の自律的な呼吸に任せてください。吸い終わったら、ゆっくりと自然なリズムに合わせて、最後まで息を吐き切ります。気持ちが落ち着くまでしばらくこれを続けてください。

● さて、今度は心の痛みと向き合いましょう。痛みの原因は、健康問題、友人やパートナーとの関係、身近な人の死など、さまざまでしょう。その痛みを受け入れるよう、自分に向けてシンプルな言葉でそっと語りかけてください。心の痛みと向き合い、五感で受け止めましょう。たとえ辛くても逃げてはいけません。1〜2分でもよいので、我慢してください。その後は頭を空っぽにして、元のように呼吸だけを繰り返しましょう。

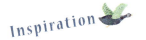
Inspiration

現実をありのままに受け止める

マインドフルネスの流儀で病気と向き合うときも、現実をありのままに受け止めることが出発点になります。

これと同じことを、ブッダは「2本の矢」にたとえました。

生きていれば、矢に当たって傷を負うことも珍しくない。そんなとき、現実から目を背けたり、くよくよしたり、「どうして自分がこんな目に遭うのか」と憤って、いつまで痛みが続くのか首を傾げたりするのは、逆効果というものだ。そんなことをすれば、またも矢に当たって傷口を広げ、痛みが増して治癒が遠のくだけだろう。痛みは往々にして避けられないが、それを苦難と見なすかどうかは自分しだいなのである。

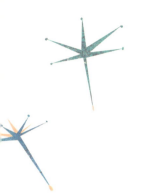
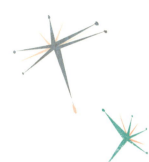

第 5 章

大地の恵みを味わう

食べ物、飲み物とじっくりと向き合うと、
大地の恵みのありがたさがわかります。
湧き上がってくる感謝の気持ちが、
幸福感と落ち着きをもたらします。
もう、ストレス解消のための
やけ食いはしません。

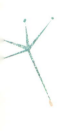
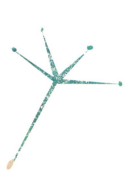
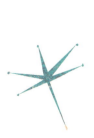

Inspiration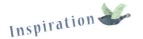

食べる楽しみを知る

　わたしたちはしばしば、体内で分泌されるストレスホルモンのせいで、食べ過ぎてしまいます。ストレスにさらされると身体が危険を察知して、いざというときに備えてエネルギー源を溜め込もうとするのです。このため、エネルギーに変わりやすい砂糖などの炭水化物を、せっせと食べるようになります。

　大きなストレスを感じたときにキュウリやニンジンを食べたいと思わないのには、それなりの理由があるのです。身体は生命の危機が迫っているのか、たんに脳が「怖い」「危ない」と感じているだけなのか、判断できません。ですから、70万年前に人類に備わったストレス反応は、ホラー映画を観ただけでも引き起こされてしまいます。

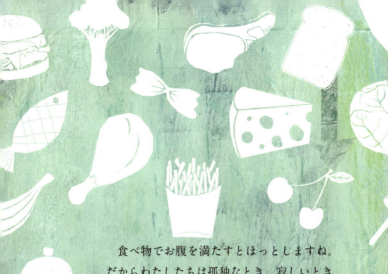

　食べ物でお腹を満たすとほっとしますね。だからわたしたちは孤独なとき、寂しいときに、ついつい食べ過ぎてしまうのです。大切なのは、じっくり噛み締めて、楽しみながら食事をする習慣を取り戻すことです。そのためには、お皿とフォークを小ぶりなものに変えてみるのも一案です。何かを飲むときも、そそくさと流し込むのではなく、ストローを使ってゆっくり味わうと、気分が穏やかになるでしょう。

**ライオンの気配を感じた羊は
決してのうのうと草を食べたりしない**

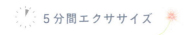 **5分間エクササイズ**

1粒のレーズン

　食べる喜びを再発見するための「味わう」練習です。レーズンを何粒か用意してください。あるいは、チョコレートのかけら、ナッツ、お菓子でもよいでしょう。一呼吸ずつ間を置きながらおこなってください。

- 初めて出合った不思議な食べ物だと思ってレーズンを見つめ、そこに意識を集中してください。

- レーズンを手のひらにのせます。

- 1粒1粒の大きさ、色、見た目、重さ、形の違いに目を留めましょう。

- さらに目を凝らして、凸凹など表面の様子を確認します。

- 1粒つまみ上げて、触感を確かめましょう。そっとつぶしたり、引っ張ったりしてもよいでしょう。

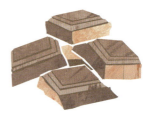

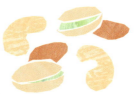

- 光の当たり方も観察してください。

- 今度は、目の前のこのごちそうを視覚で堪能しましょう。

- 途中で「どうしてこんなことをしているのだろう」「ばかばかしい」という思いがよぎったら、ふとした気の迷いとして忘れてください。そして判断をいっさい交えずに、ただレーズンを見ることだけに意識を戻してください。

- レーズンを1粒鼻に近づけて、嗅覚を働かせましょう。息を吸うたびに、レーズンが放つ香りを感じましょう。

- 今度は耳のそばに1粒持っていき、指でつぶしたりなでたりしましょう。耳を澄ませていると、きっと驚きがあるでしょう。

- ふたたびレーズンを見つめ、そのうちのひとつをそっと唇に当ててみます。指でつまんだときの感触と違いがあるでしょうか。

- レーズンをゆっくり口に近づけましょう。腕が自然に動いてちょうどよい位置にレーズンを持っていく様子を感じてください。唾液の分泌にも気づくでしょうか。

- 噛まないように気をつけながら、レーズンをやさしく口に含みます。身体がレーズンをごく自然に、喜んで受け入れるのを感じながら、口の中にあるレーズンの感触を探りましょう。

- 感触を確かめた後は、レーズンを噛み、口の中に広がる風味を感じましょう。

- レーズンをゆっくり噛み砕いてください。唾液は出ていますか。丸い固まりだったレーズンに何か変化はありますか。思ってもみなかった発見を楽しんでください。

- 心の準備ができたところで、レーズンの果肉を飲み込みます。そのように言われる前に、すでに「飲み込も

食べ物は心と体の両方で味わいましょう

う」という意識が生じており、「飲み込んだ感覚」まであることに気がつきましたか。

- 飲み込んだあとは、その感触を追いかけ、レーズンが喉をとおって胃まで届く様子を感じ取りましょう。自分の身体がレーズン1粒分満たされた充足感があるでしょう。口はいま、何を味わっているでしょうか。舌は何をしていますか。次のレーズンを待ち焦がれているでしょうか。

- この練習をするときは子どものような好奇心や遊び心を発揮してください。

この練習を何日も続けるうちに、心のざわつきが消えて、穏やかな気持ちになれるでしょう。1日に一度、1口分だけでもこの方法で食事をしたらどうなるか、想像してみてください。リンゴを食べるときや、お気に入りの飲み物を飲むときにこれと同じ練習をしてもよいでしょう。

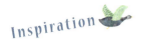

お茶の儀式

　20世紀にウィーンで活躍した作家、ペーター・アルテンベルクは、お茶がもたらす楽しみと深い満足について次のように書いています。

　時刻は夕方6時を告げようとしている。わたしには直感的にそれがわかる。子どもがクリスマス・イブを待つときのような胸の高鳴りにこそ及ばないが、しみじみとしたうれしさが込み上げてくるのである。6時ちょうどのお茶は、まるで祝いごとのように楽しい。この儀式のおかげで、病気がちなわが身を嘆かずにすみ、幸せを守る自分の力を信じることができる。ニッケルでできた小さくて素敵な平鍋に水を注ぐときにも、喜びを感じるほどだ。あとは、湯が沸くときの歌声のような音に耳を澄まして、沸騰をじっと待つばかり。

　大きくて深くて丸いマグカップは、赤レンガ色のウェッジウッド。カフェ・ツェントラールで手に入れた茶葉からは、田園の牧草のような香りが立ちのぼる。

　紅茶はまるで刈ったばかりの草のような黄金色。濃い

茶褐色にはならず、明るく繊細な色合いのままである。それを、慎重に、時間をかけてゆっくり飲む。すると、神経が心地よい刺激を受けて、肩の荷が軽くなり、人生には耐えがたいことなどないように感じられる。

　6時にお茶を飲む習慣は、いつでも必ず素晴らしい効果を生む。私は来る日も来る日も、前の日と同じようにこの儀式を待ちわび、6時になると愛情を込めてお茶を飲み干す。

ペーター・アルテンベルク『プラーター公園の日没』
パトリツィア・コラードによる抄訳からの重訳

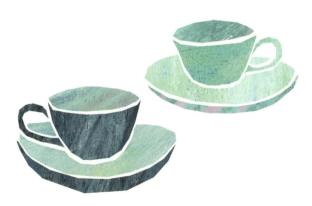

5〜10分間エクササイズ

体に養分をいきわたらせましょう

　第4章では体のすみずみを知るために、脚を自然に伸ばした状態のエクササイズを紹介しました。ここでは、もう少し緊張感のある姿勢をとって、主に体幹に意識を向けます。こうすることにより、「体に養分をいきわたらせている」という実感を得るのです。

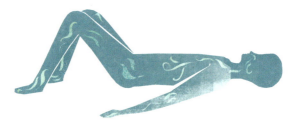

ヒント ▶ 眠ってしまわないように、枕を置いて頭を少し持ち上げておきましょう。体のすみずみを知る練習のねらいは、眠らずに自分の生命力を体感することです。

● 椅子に座るか、両脚を軽く曲げた状態で仰向けになります。

● まずは頭から始め、頭のてっぺん、後ろ、額を順番に意識しましょう。

- 次に顔全体、首と肩、腕と手、尻、脚と足へ。足でしっかり床を踏みしめましょう。

- 今度は胴体に移ります。背中、背骨、胸、そして腹部を順番に意識してください。呼気が体内を出入りする様子、とくに、呼吸とともに体の一部が繰り返し隆起する様子に注意を払いましょう。

- 消化器、主に胃と腸を意識し、そのまましばらくじっとしていましょう。ここはあらゆる栄養素が集まって消化、吸収される場所です。そのことを静かに思い起こしましょう。消化器でつくられたエネルギーがいま、体全体の燃料となっているのです。そんな役割を果たす消化器を尊重し、感謝の気持ちを込めて、心の中で微笑みかけましょう。息を吸うたびにこの部位に酸素を送り込み、息を吐くときは、緊張、不快感、非難などをすべて一緒に吐き出しましょう。

- 気分が穏やかになり、心地よい感謝の念が湧いてくるまで、胃と腸を意識した呼吸を続けてください。

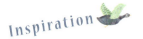

大地の恵みを味わう習慣をつける

　毎度の食事は、マインドフルネスや感謝の念を思い起こすきっかけになります。時間が許すときには、目の前のおいしそうなスープが生まれるまでに、どれだけの手間や努力があったのか、思い出してください。

　野菜を植えて収穫した人、器をつくった人、料理をした人に、自由に思いをめぐらせましょう。料理を心ゆくまで味わい、何種類の食材が使われているかを想像してみてください。どれほど簡素な食事であっても、少し注意を払うと、素晴らしいごちそうであることに気づくでしょう。

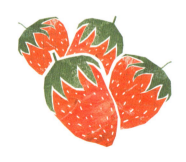

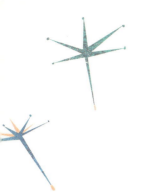
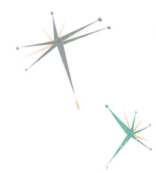

第 **6** 章

感謝の気持ちと思いやりを持つ

感謝の気持ちと自分への思いやりを
持つことができると、
心の傷が癒やされて平穏が訪れます。
意識を研ぎ澄まし、
人生の素朴な素晴らしさに気づくと、
感謝の気持ちが湧いてきます。

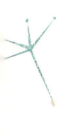
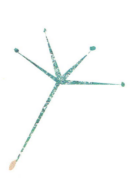
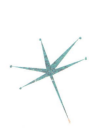

10分間エクササイズ

感謝の気持ちを書き留めましょう

　感謝の気持ちは「うれしい」という感情を生みます。うれしいと感じると、体内で幸せホルモンが分泌されます。日頃から感謝を心がけ、「ありがたい」「うれしい」と感じた経験を書き留めると、健康が増進し、ストレスが減り、人生に対して楽観的になることは、最近の研究でも裏づけられています。

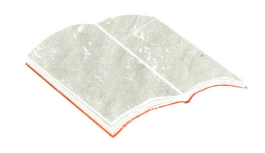

- 座ってノートに思いを書き綴ったり、瞑想したりすることのできる、静かな場所を探してください。

- 数分ほどかけて、「ありがとう」という言葉を贈りたい対象すべてをノートに書き出してみましょう。友人、自分自身、身体、家庭、楽しい思い出などが挙がるでしょう。

- 書き終わったら、最初から順番に目をとおして、ひとつひとつにお礼の言葉をかけてください。「とびきりの笑顔に感謝」「お気に入りのマグカップ、いつもありがとう」「この前の休暇は、とても楽しい思い出です」などなど。お礼の言葉をかけるときには、できるかぎり五感すべてを働かせましょう。

- 今この瞬間を意識してください。今この瞬間、何に感謝しているでしょう。体のどの部位で、どういうふうに感謝していますか。穏やかに呼吸をして、座ったままでいつもより心持ち長く、感謝の気持ちを抱き続けましょう。

10分間エクササイズ（7日連続でおこないます）

自分への思いやりを持ちましょう

　自分への思いやりとマインドフルネスはコインの裏表のようなものです。マインドフルネスを実践できないようなとき、私たちは自分自身を受け入れていたわる必要があります。また、知らず知らず自分自身を痛めつけてしまっている状態に気づくには、マインドフルネスが役に立ちます。

● 大きな紙に、アルファベットの〈I〉を大きく書きましょう。このIは、あなたのすべて、つまり、あなたがこれまでにとった行動、心身、得意・不得意など、すべてをひっくるめて表しています。

● これから1週間をかけて、大きな〈I〉の中に小さな〈i〉を書き込んでいってください。自分の長所や短所を思いつくたびに、長所は緑、短所は赤というように、違う色のペンで〈i〉を記入していくのです。たとえば、「人付き合いを楽しむことができる」「料理が得意」「目が魅力的」といった自分のよいところや好きなところを思い付いたら緑のペンで、「我慢が足りない」「段

取りが下手」といったよくないところ、改善すべき点を思い付いたら赤のペンで、〈i〉を記入していきましょう。

● 大きな〈I〉の中に緑や赤の〈i〉がたくさん書き込まれたところで全体を見てください。自分がいかに多様な行動をとり、個性を放っているかを俯瞰することができます。美点ばかりの人も、欠点だらけの人もいませんから、〈I〉の中には必ず赤と緑の〈i〉が混じっているはずです。

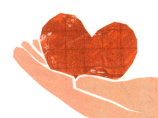

誇るべき点と直すべき点。
この両方を持ち合わせているのが人間です。
この現実をしっかり受け止めることが、
変化への第一歩になるでしょう。

10分間エクササイズ(毎日おこないます)

メッタ・メディテーション

「メッタ」は一般に「慈悲」と訳されます。メッタ・メディテーションを実践すると、その時々の状況に心のゆとりを持って軽やかに対処できるようになるでしょう。これは自分を変えるためのとても効果的な方法です。

胸の中心部、「心」を感じる場所に、今の自分、あるいは幼いころの自分がいると想像してみてください。そばにはあなたに愛情を注いで守ってくれる人がいるかもしれません。イメージするのが難しければ、自分のハートのまん中に、自分の名前が書かれているのを想像してみてください。

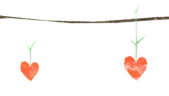

メッタ・メディテーションの出発点は、「慈悲を育みたい」と心から願うことです。たとえるなら、種を植えて、それが樹木になるまで、あるいは美しい花を咲かせるまで育て上げるようなものです。

　最初の週は、自分のために瞑想しましょう。

「安全でありますように」
「心穏やかでいられますように」
「心のゆとりと思いやりを持って生きることができますように」

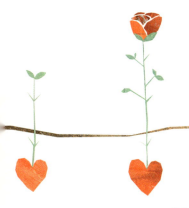

2週目は、大切な人のために同じように瞑想しましょう。

「あの人が安全でありますように」
「あの人が心穏やかでいられますように」
「あの人が心のゆとりと思いやりを持って生きることができますように」

　週ごとに瞑想の対象を広げていきます。そしてやがては、縁もゆかりもない人々、あるいは苛立ちや傷心の原因をつくった人々までも対象に含めるのです。

「すべての人が安全でありますように」
「すべての人が心穏やかでいられますように」
「すべての人が心のゆとりと思いやりを持って生きることができますように」

　このエクササイズの目的は慈悲の心を育むことですが、長く続けていると自分の人生が驚くほど充実してきます。そのことはわたしも身をもって経験しています。誰もがこのエクササイズをとおして、誰かひとりとでもつながったなら、世の中はより思いやりに溢れ、より安全で平和な場所になるでしょう。

5〜10分間エクササイズ

座禅の姿勢で全身を使って微笑んでみましょう

　この「微笑みの練習」は体をほぐし、たちどころに気持ちを鎮める効果があります。まず、静かな場所で、凛とした心地よい姿勢で座ります。

- 両手を上向きにして親指以外の指を重ねましょう。親指は先端どうしが触れ合うようにします。

- 呼吸に意識を集中してください。長い呼吸、深い呼吸を無理にしようとせずに、自然に任せましょう。体に自然な呼吸をさせ、不思議な息吹が体内に呼び込まれては出ていく様子を確かめてください。

- そのまま何分間か呼吸を繰り返して、落ち着いてきたら、穏やかに微笑みましょう。顔全体の筋肉がほぐれるだけでなく、呼吸をするたびに、全身の細胞が緊張から解放されてしなやかになっていきます。それを感じたらほどなく、あなたは全身で微笑んでいるでしょう。

- しばらく座ったまま、ただ時の流れに身をゆだねてください。

　善し悪しを問わずあらゆる思いを、空に浮かぶ雲のように流していきましょう。

**自愛の念に浸ると、
自分の美徳と生来の資質に気づき、
それらを他者と分け合う喜びを
感じることができます**

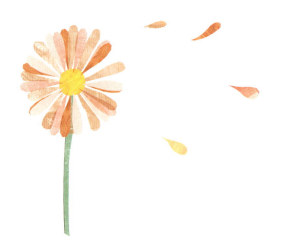

第 7 章

マインドフルネスを習慣にする

マインドフルネスの本質は、
スキルではなく態度や考え方を
身に付けることです。
「毎日同じことの繰り返し。
何とかしなくては」と感じても大丈夫。
マインドフルネスを実践すれば、
より楽しく、張り合いのある毎日を
送ることができます。

マインドフルな1日

- 朝、目が覚めたら、自分の呼吸に少し関心を向けて、しばらく様子を見守ります。起き上がる前に、体の各部に微笑みかけるようなつもりで、そっと息吹を送り込みましょう。お風呂やシャワー、歯磨き、身じたくなどの間も、すべてを意識的にこなすよう努めましょう。

- 瞑想は朝するものという決まりはありません。夕方や夜にやる人もいますし、1日に何回も瞑想する人もいます。ただし、この「自分と出会う」特別な儀式は、忘れずにおこなってください。

- 呼吸の練習は、手を洗うとき、あるいは好きな飲み物を飲むときというように、いつやるかを決めて、1日に何度もおこなうとよいでしょう。何かを食べたり飲んだりするときは、意識して感謝を捧げましょう。

- 人とのコミュニケーションも、心と身体の健康に役立ちます。誰かと話をしているときの自分を冷静に見つめましょう。注意深い話し方や聞き方をしているでしょうか。一方的にまくし立てずに、相手の話も聞い

ているでしょうか。自分の主張をとおしたり、相手をやり込めたりしようとせずに、言葉を選びながら誠実に話しているでしょうか。

- 交通渋滞に巻き込まれたときのように、以前であれば無為に時間を過ごすか、苛立っていたような状況に遭遇したら、意識的に呼吸をするか、音楽にじっと聞き入るか、素直に状況を受け入れましょう。その時々の現実をありのままに受け止めます。

- 1日の終わりには、その日楽しかったこと、感謝したこと、満足したことを日記に書いてみましょう。誰かに電話をしたとか、何かの代金を支払ったというような、ちょっとした行動や、ありふれた出来事でもよいのです。消灯の前にはもう一度、自分の身体に優しい気持ちで接しましょう。微笑みかけ、息吹を送り込むのです。

誰かと話をしているときの自分を 冷静に見つめましょう

Inspiration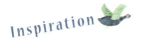

日々の瞑想

　少しのあいだ静止しましょう。静寂に包まれるよう、じっとしているのです。このうえなく素晴らしいその瞬間と出合ったなら、過去も未来もなく、静寂が訪れて私たちの五感すべてを満たし、あらゆるものが憩うのです。何もかもが互いに深く結びつき、隔たりや対立が消えていきます。この束の間のひととき、ぴくりとも動きません。少しでも動いたら、この確かな存在感をかき乱してしまうかもしれませんから。言葉や行動はいっさい要りません。この驚くべき邂逅の瞬間、人生は私たちを歓迎し、愛する友として両腕で抱き締めてくれるのです。

クリストファー・ティットムス

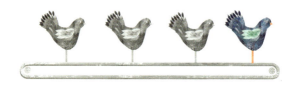

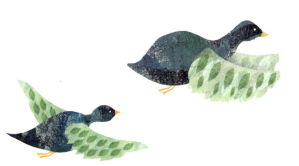

瞬間

一瞬にも満たない
宇宙の誕生
燦然と輝く星々
少しだけ距離を感じる
手の届きそうにない存在
でもそれは思い過ごし
種が芽吹く
新たな生命の誕生
一瞬一瞬
今ここに
束の間だけ

パトリツィア・コラード

Inspiration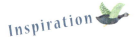

マイナスをプラスに変える

「『日々のマインドフルネス』のおかげで人生が変わりました」。以前、わたしの講座の受講者が、終了時にこんな感想を寄せてくれました。人生が変わった直接のきっかけは、それまでいやいやこなしていたことを、別の視点でとらえるようになったことだといいます。

彼女はひどい湿疹に悩まされていて、朝晩必ず、全身にクリームを塗らなくてはなりませんでしたが、ある研究論文を読んで、マインドフルネスが肌トラブルの改善に大きな効果がありそうだと思いました。

マインドフルネスを実践した当初は、魔法のように湿疹が治るわけではないと知って、少しばかりがっかりしましたが、それでも彼女は、「続けていればいつかは快方に向かうだろう」と考えました。

そして、あるひらめきを

得ました。体にクリームを塗るときに、早くすませようとするのではなく、各部にそっと息吹を送りながら心を込めて塗り、症状が悪化せずにいることへの感謝の念を抱こうと、決めたのです。

　こうして、いやでたまらなかった「苦行」が心地よい儀式へと変わり、前向きなエネルギーが生まれたといいます。

　あなたも何かを変えてみませんか？

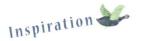
Inspiration

安らぎ

　山の頂にあるのは
　静寂だけ
　木々の枝先のあいだから
　かすかにそよ風が感じられる
　森で暮らす鳥たちさえも
　じっと息をひそめている
　それなら待てばよい
　もう少しだけ長く
　そうすればあなたも
　いつかは安らぎを見つけるだろう

J．W．フォン・ゲーテ
パトリツィア・コラードによる英訳からの重訳

むすびに

　この小さな本はこれでおしまいです。でも本当は、ここからが新しい章、新しい冒険の始まりなのです。本書を読んでくださったみなさんが、「この世で確かなのは、すべては時々刻々と変わっていくということ。だから一瞬一瞬を自分らしく生きていこう」と思ってくださったなら、これほどうれしいことはありません。

　人間は誰しも美しいダイヤモンドのように、少しだけ成形(カット)をほどこせば、四方八方に燦然と輝きを放つはず――わたしはそう信じています。この思いは、日一日と強まっています。カットする前のダイヤモンドは、どこにでも転がっている石のように見えますが、表面を削っていくと、そこにあるのは、澄み切った、まばゆいばかりの美しさなのです。

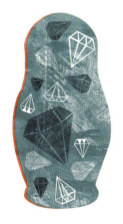

　祈りをこめて
　パトリツィア・コラード

Dr. Patrizia Collard

マインドフルネス講師。心理療法士。ストレスマネジメントコンサルタント。イースト・ロンドン大学で心理療法を教える。イギリスでベストセラーとなった本書をはじめ、*Journey into Mindfulness* などマインドフルネス関連の書籍を多数執筆している。
http://www.stressminus.co.uk/stressminus_frame.htm

瞑想を始める人の小さな本
クヨクヨとイライラが消えていく「毎日10分」の習慣

2015年11月2日	第1刷発行
2021年9月22日	第4刷発行
著 者	パトリツィア・コラード
訳 者	Lurrie Yu
発行者	長坂嘉昭
発行所	株式会社プレジデント社
	〒102-8641
	東京都千代田区平河町2-16-1
	電話　編集(03)3237-3732
	販売(03)3237-3731
装　丁	ナカミツデザイン
編　集	中嶋愛
制　作	関結香
印刷・製本	凸版印刷株式会社

Senior Art Director Liz Dean
Illustration by Abigail Read
Original book design by Isabel de Cordova

©2015 Lurrie Yu
ISBN978-4-8334-2152-2

Printed in Japan